Darshit Ram

CONCEITOS BÁSICOS DE METODOLOGIA DE PESQUISA

Darshit Ram

CONCEITOS BÁSICOS DE METODOLOGIA DE PESQUISA

Em Farmácia

ScienciaScripts

Imprint

Any brand names and product names mentioned in this book are subject to trademark, brand or patent protection and are trademarks or registered trademarks of their respective holders. The use of brand names, product names, common names, trade names, product descriptions etc. even without a particular marking in this work is in no way to be construed to mean that such names may be regarded as unrestricted in respect of trademark and brand protection legislation and could thus be used by anyone.

Cover image: www.ingimage.com

Este livro é uma tradução do original publicado sob ISBN 978-613-8-94926-8.

Publisher:
Sciencia Scripts
is a trademark of
International Book Market Service Ltd., member of OmniScriptum Publishing Group
17 Meldrum Street, Beau Bassin 71504, Mauritius
Printed at: see last page
ISBN: 978-620-3-53983-7

FUNDAMENTOS DE METODOLOGIA DE INVESTIGAÇÃO

Dr. Darshit Ram

Professor

Noble Pharmacy College,

Junagadh, Gujarat, Índia

Tabela de
Conteúdos

2

Agradecimentos

3

Heretheresearchermayacowledgeallwho apoio directo ou indirecto na preparação deste livro

INTRODUÇÃO

Esta secção introduz a investigação que estabelece as metas e objectivos. Inclui uma fundamentação para a investigação.

Quadro teórico e Revisão da Literatura

Nesta secção está incluída toda a sua pesquisa de fundo que pode ser obtida a partir da revisão bibliográfica. Deve indicar a partir de onde todas as informações

Chegou, por isso lembrem-se de manter um registo completo de tudo o que lerem. Se não o fizer, poderá ser acusado de plágio, que é uma forma de roubo intelectual. Quando se referir a um determinado livro ou artigo de jornal, utilize o sistema de Harvard.

Concepção da investigação:

Esta secção inclui todos os detalhes práticos seguidos para a investigação. Depois de ler isto, qualquer parte interessada deverá ser capaz de replicar o estudo de investigação. Os métodos utilizados para a recolha de dados, quantas pessoas participaram, como foram escolhidas, que ferramenta foi utilizada para a recolha de dados, como os dados foram analisados, etc.

Análise e Interpretação de Dados:

Se tiver realizado um grande inquérito quantitativo, esta secção pode conter tabelas, gráficos, gráficos de tartes e estatísticas associadas. Se tiver realizado uma pesquisa qualitativa, esta secção pode ser uma prosa descritiva.

Resumo e Conclusão:

Nesta secção resume as suas descobertas e tira conclusões a partir delas, talvez em relação a outras investigações ou literatura.

Recomendações

Se tiver realizado uma pesquisa para um hotel ou qualquer outra organização cliente, esta secção poderá ser a parte mais importante do relatório. É incluída uma lista de recomendações claras que foram desenvolvidas a partir da pesquisa - por vezes esta secção é incluída no início do relatório.

INVESTIGAÇÃO:

Uma forma de examinar a sua prática...

A investigação é levada a cabo na maioria das profissões.

Mais do que um conjunto de competências, é uma forma de pensar: examinar criticamente os vários aspectos do seu trabalho profissional.

É um hábito de questionar o que se faz, e um exame sistemático da informação observada para encontrar respostas com vista a instituir mudanças adequadas para um serviço profissional mais eficaz.

DEFINIÇÃO DE INVESTIGAÇÃO

Quando diz que está a realizar um estudo de investigação para encontrar respostas a uma pergunta, está a dar a entender que o processo;

1.   Está a ser empreendida no âmbito de um conjunto de filosofias (abordagens);

2.   Utiliza procedimentos   ,   métodos e técnicas que foram testados quanto à sua validade e fiabilidade;

3.   Está concebido para ser imparcial e objectivo.

Filosofias significam abordagens por exemplo, qualitativas, quantitativas e a disciplina académica em que foi formado.

A validade significa que foram aplicados procedimentos correctos para encontrar respostas a uma pergunta. Fiabilidade refere-se à qualidade de um procedimento de medição que proporciona repetibilidade e exactidão.

Sem preconceitos e objectivo significa que deu cada passo de forma imparcial e tirou cada conclusão o melhor partido possível das suas capacidades e sem introduzir o seu próprio interesse pessoal.

(O preconceito é uma tentativa deliberada de esconder ou realçar algo).

A adesão aos três critérios acima mencionados permite o processo a ser chamado 'investigação'.

Contudo, o grau de cumprimento destes critérios varia de disciplina para disciplina e por isso o significado de "investigação" difere de uma disciplina académica para outra.

A diferença entre actividade de investigação e não investigação é, na forma como encontramos respostas: o processo deve satisfazer certos requisitos para ser chamado investigação. Podemos identificar estes requisitos, examinando algumas definições de investigação.

A palavra pesquisa é composta por duas sílabas, re e search. re é um prefixo que significa novamente, de novo ou de novo

pesquisa é um verbo que significa examinar de perto e cuidadosamente, testar e tentar, ou sondar. Juntos formam um substantivo que descreve um estudo e investigação cuidadosa, sistemática e paciente em algum campo do conhecimento, empreendido para estabelecer factos ou princípios.

A investigação é um inquérito estruturado que utiliza uma metodologia científica aceitável para resolver problemas e criar novos conhecimentos que são geralmente aplicáveis.

Os métodos científicos consistem na observação sistemática, classificação e interpretação de dados.

Embora nos envolvamos neste processo na nossa vida diária, a diferença entre a nossa generalização casual do dia-a-dia e as conclusões geralmente reconhecidas como método científico reside no grau de formalidade, rigor, verificabilidade e validade geral deste último.

CARACTERÍSTICAS DA INVESTIGAÇÃO:

A investigação é um processo de recolha, análise e interpretação de informação para responder a perguntas.

Mas para se qualificar como investigação, o processo

deve ter certas características: deve, na medida do possível, ser controlado,

rigoroso, sistemático, válido e verificável, empírico e crítico.

-Controlado - na vida real, há muitos factores que afectam um resultado.

O conceito de controlo implica que, ao explorar a causalidade em relação a duas variáveis (factores), se estabeleça o estudo de uma forma que minimize os efeitos de outros factores que afectam a relação.

Isto pode ser conseguido em grande medida nas ciências físicas (culinária, padaria), uma vez que a maior parte da investigação é feita num laboratório. No entanto, nas ciências sociais (Hotelaria e Turismo) é extremamente difícil, uma vez que a investigação é realizada sobre questões relacionadas com seres humanos que vivem em sociedade, onde tais controlos não são possíveis.

Portanto, na área da Hotelaria e Turismo, como não se pode controlar os factores externos, tenta-se quantificar o seu impacto.

-Rigor - deve ser escrupuloso para garantir que os procedimentos seguidos para encontrar respostas às perguntas são relevantes, apropriados e justificados. Mais uma vez, o grau de rigor varia acentuadamente entre as ciências físicas e sociais e dentro das ciências sociais.

-Sistemático - isto implica que o procedimento adoptado para empreender uma investigação siga uma certa sequência lógica. Os diferentes passos não podem ser dados de forma aleatória. Alguns procedimentos devem seguir outros.

-Válido e verificável - este conceito implica que o que quer que conclua com base nas suas conclusões é correcto e pode ser verificado por si e por outros.

-Empírico - isto significa que qualquer conclusão tirada é baseada em provas concretas recolhidas a partir de informações recolhidas de experiências ou observações da vida real.

-O exame crítico-crítico dos procedimentos utilizados e dos métodos empregues é crucial para um inquérito de investigação. O processo de investigação deve ser infalível e livre de inconvenientes. O processo adoptado e os procedimentos utilizados devem ser capazes de resistir ao escrutínio crítico.

Para que um processo seja chamado de investigação, é imperativo que tenha as características acima referidas.

TIPOS DE INVESTIGAÇÃO

A investigação pode ser classificada a partir de três perspectivas:

1.   Aplicação do estudo de investigação

2.	Objectivos na realização da investigação

3.	Modo de consulta utilizado

Aplicação:

Do ponto de vista da aplicação, existem duas grandes categorias de investigação:

-	Pura investigação e

-	Investigação aplicada.

A investigação pura envolve o desenvolvimento e teste de teorias e hipóteses que são intelectualmente desafiantes para o investigador mas que podem ou não ter aplicação prática no presente ou no futuro. O conhecimento produzido através da investigação pura é procurado a fim de acrescentar ao corpo existente de métodos de investigação.

A investigação aplicada é feita para resolver questões específicas e práticas; para a formulação de políticas, administração e compreensão de um fenómeno. Pode ser exploratório, mas é geralmente descritivo. É quase sempre feita com base na investigação básica. A investigação aplicada pode ser levada a cabo por instituições académicas ou industriais. Muitas vezes, uma instituição académica como uma universidade terá um programa específico de investigação aplicada financiado por um parceiro industrial interessado nesse programa.

Objectivos:

Do ponto de vista dos objectivos, uma investigação pode ser classificada como

-descritivo

-correlação

-explicativo

-exploratório

A investigação descritiva tenta descrever sistematicamente uma situação, problema, fenómeno, serviço ou programa, ou fornece informações sobre, digamos, a condição de vida de uma comunidade, ou descreve atitudes em relação a uma questão.

A investigação correlacional tenta descobrir ou estabelecer a existência de uma relação/interdependência entre dois ou mais aspectos de uma situação.

A investigação explicativa tenta esclarecer porquê e como existe uma relação entre dois ou mais aspectos de uma situação ou fenómeno.

A investigação exploratória é realizada para explorar uma área onde pouco se sabe ou para investigar as possibilidades de realizar um determinado estudo de investigação (estudo de viabilidade

/ estudo-piloto).

Na prática, a maioria dos estudos são uma combinação das três primeiras categorias.

Modo de Consulta:

Do processo adoptado para encontrar resposta a questões de investigação - as duas abordagens são:

- Abordagem estruturada

- Abordagem não-

estruturada Abordagem

estruturada:

A abordagem estruturada do inquérito é geralmente classificada como investigação quantitativa.

Aqui tudo o que forma o processo de investigação - objectivos, concepção, amostra, e as perguntas que pretende fazer aos inquiridos - está predeterminado.

É mais apropriado determinar a extensão de um problema, questão ou fenómeno através da quantificação da variação.

por exemplo, quantas pessoas têm um problema específico? Quantas pessoas têm uma atitude em particular?

Abordagem desestruturada:

A abordagem não estruturada do inquérito é geralmente classificada como investigação qualitativa.

Esta abordagem permite flexibilidade em todos os aspectos do processo de investigação.

É mais apropriado explorar a natureza de um problema, questão ou fenómeno

sem a quantificar.

O principal objectivo é descrever a variação de um fenómeno, situação ou atitude.

e,g,descrição de uma situação observada, a enumeração histórica de acontecimentos, um relato de diferentes opiniões que diferentes pessoas têm sobre uma questão, descrição da condição de trabalho numa determinada indústria.

Ambas as abordagens têm o seu lugar na investigação. Ambas têm os seus pontos fortes e fracos.

Em muitos estudos é necessário combinar abordagens tanto qualitativas como quantitativas.

Por exemplo, suponha que tem de encontrar os tipos de cozinha / alojamento disponíveis numa cidade e a extensão da sua popularidade.

Os tipos de cozinha é o aspecto qualitativo do estudo, uma vez que o seu conhecimento implica a descrição da cultura e da cozinha

A extensão da sua popularidade é o aspecto quantitativo, uma vez que envolve a estimativa do número de pessoas que visitam os restaurantes que servem essa cozinha e o cálculo dos outros indicadores que reflectem a extensão da popularidade.

O PROCESSO DE INVESTIGAÇÃO

O processo de investigação é semelhante à realização de uma viagem.

Para uma viagem de investigação, há duas decisões importantes a tomar.

1)   O que quer saber sobre

ou a que questões (problemas) de investigação pretende encontrar respostas;

2)   Como encontrar as suas respostas.

Há passos práticos pelos quais deve passar na sua viagem de investigação a fim de encontrar respostas às suas perguntas de investigação.

O caminho para encontrar respostas às suas questões de investigação constitui uma metodologia de investigação.

Em cada etapa operacional do processo de investigação é-lhe exigido que escolha entre uma multiplicidade de métodos, procedimentos e modelos de metodologia de investigação que o ajudarão a melhor atingir os seus objectivos.

Thisiswhereyour a metodologia knowledgebaseofresearch desempenha um papel crucial.

Passos no Processo de Investigação:

1. Formulação do problema de investigação

2. Revisão Extensiva da Literatura

3. Desenvolver os objectivos

4. Preparação do Desenho da Investigação incluindo o Desenho da Amostra

5. Recolha dos dados

6. Análise de dados

7. Generalização e Interpretação

8. Preparação doRelatórioApresentação dos resultados - Escritos formais das conclusões alcançadas.

Passo 1. Formulação do problema de investigação:

É o primeiro e mais crucial passo no processo de investigação

-   A função principal é decidir sobre o que se quer descobrir.

-   A forma como se formula o problema determina quase todos os passos que se seguem.

Fontes de problemas de investigação

A investigação em ciências sociais gira em torno de quatro Ps:

• Pessoas - um grupo de indivíduos

• Problemas - examinar a existência de certas questões ou problemas relacionados com as suas vidas; verificar a atitude de um grupo de pessoas em relação a uma questão

• Programas - para avaliar a eficácia de uma intervenção

• Fenómenos - para estabelecer a existência de uma regularidade.

Na prática, a maioria dos estudos de investigação baseia-se, pelo menos, numa combinação de dois

Cada estudo de investigação tem dois aspectos:

1. População estudada...

• Pessoas: indivíduos, organizações, grupos, comunidades

(Fornecem-lhe as informações ou recolhe informações sobre elas)

2. Áreas temáticas...

- Problemas: questões, situações, associações, necessidades, perfis

- Programa: conteúdo, estrutura, resultados, atributos, satisfações, consumidores, prestadores de serviços, etc.

- Fenómeno: relações de causa e efeito, o estudo de um fenómeno em si

(Informação que precisa de recolher para encontrar respostas às suas perguntas de investigação)

Pode examinar o campo profissional da sua escolha no contexto dos quatro Ps, a fim de identificar qualquer coisa que pareça interessante.

Considerações na selecção de um problema de investigação:

Estes ajudam a assegurar que o seu estudo permanecerá controlável e que permanecerá motivado.

1. Interesse: um esforço de investigação é normalmente demorado, e envolve trabalho árduo e possivelmente problemas imprevistos. Deve-se seleccionar um tópico de grande interesse para sustentar a motivação necessária.

2. Magnitude: É extremamente importante seleccionar um tema que possa gerir dentro do tempo e dos recursos à sua disposição. Reduza o tópico a algo

manejável, específico e claro.

3.   Medição de conceitos: Certifique-se de que é claro quanto aos indicadores e medição de conceitos (se utilizados) no seu estudo.

4.   Nível de especialização: Certifique-se de que possui o nível de perícia adequado para a tarefa que está a propor, uma vez que precisa de ser o próprio a fazer o trabalho.

5.   Relevância: Assegure-se de que o seu estudo acrescenta ao corpo de conhecimentos existente, faz a ponte entre as lacunas actuais e é útil na formulação de políticas. Isto irá ajudá-lo a manter o interesse no estudo.

6.   Disponibilidade dos dados: Antes de finalizar o tópico, certificar-se de que os dados estão disponíveis.

7.   Questões éticas: Como as questões éticas podem afectar a população estudada e como os problemas éticos podem ser ultrapassados devem ser cuidadosamente examinados na fase de formulação do problema.

Passos na formulação de um problema de investigação:

Trabalhar através destas etapas pressupõe um nível razoável de conhecimentos na vasta área temática em que o estudo deve ser realizado. Sem tais conhecimentos é difícil 'dissecar' uma área temática de forma clara e adequada.

Passo 1Identificar um vasto campo ou área temática de interesse para si. Passo 2Disseccionar a área ampla em sub-áreas.

Passo 3Seleccionar o que é de maior interesse para si. Etapa 4 Levantar questões de investigação.

Passo 5Formular objectivos. Etapa 6Avalie os seus objectivos. Etapa 7 Dupla verificação.

Até agora, concentrámo-nos na base do seu estudo, o problema da investigação. Mas cada estudo em ciências sociais tem um segundo elemento, a população do estudo da qual se obtêm as informações necessárias para encontrar respostas às suas questões de investigação.

Ao reduzir o problema da investigação, é igualmente necessário decidir muito especificamente quem constitui a sua população de estudo, a fim de seleccionar os respondentes adequados.

Passo 2. Revisão da literatura:

-Tarefa preliminar essencial para se familiarizar

com o corpo de conhecimentos disponível na sua área de interesse.

-A revisão da literatura é parte integrante de todo o processo de investigação e dá uma valiosa contribuição para cada passo operacional.

-Revisar literatura pode ser demorado, assustador e frustrante, mas também é gratificante. As suas funções são:

a.   Traga clareza e concentre-se no seu problema de investigação;

b.   Melhore a sua metodologia;

c.   Alargue os seus conhecimentos;

d.   Contextualizar as suas conclusões.

a. Traga clareza e concentre-se no seu problema de investigação;

O processo de revisão da literatura ajuda-o a compreender melhor a área temática e ajuda-o assim a conceptualizar o seu problema de investigação de forma clara e precisa. Ajuda-o também a compreender a relação entre o seu problema de investigação e o corpo de conhecimentos na área.

b. Melhore a sua metodologia:

Uma revisão bibliográfica diz-lhe se outros utilizaram procedimentos e métodos semelhantes aos que está a propor, que procedimentos e métodos funcionaram bem para eles, e que problemas enfrentaram com eles. Assim, estará melhor posicionado para seleccionar uma metodologia capaz de fornecer uma resposta válida às suas questões de investigação. c.Alargar a sua base de conhecimentos na sua área de investigação:

Assegura-lhe uma ampla leitura em torno da área temática em que pretende realizar o seu estudo de investigação. Como se espera que seja um perito na sua área de estudo, ajuda a satisfazer esta expectativa. Também o ajuda a compreender como os resultados do seu estudo se encaixam no corpo de conhecimentos existente.

d. Contextualizar as suas conclusões:

Como é que as respostas às suas perguntas de investigação se comparam com as que outros encontraram? Que contribuição pôde dar para o corpo de conhecimentos existente? Como é que as suas descobertas são diferentes das de outros? Para que possa responder a estas perguntas, precisa de voltar à sua revisão bibliográfica. É importante situar as suas descobertas no contexto do que já é conhecido no seu campo de investigação.

Procedimento de revisão da literatura:

i)   procurar a literatura existente na sua área de estudo;

ii)   rever a literatura seleccionada;

iii)   desenvolver um quadro teórico;

iv)   desenvolver um quadro conceptual.

Pesquisa de literatura existente:

-Para procurar efectivamente literatura no seu campo de pesquisa, é imperativo que tenha em mente pelo menos alguma ideia da vasta área temática e do problema que deseja investigar, a fim de estabelecer parâmetros para a sua pesquisa.

-Próximo compilar uma bibliografia para esta vasta área. As fontes são:

1. livros

2.periódicos

LIVROS

constituem uma parte central de qualquer bibliografia.

O material de vantagens publicado é geralmente de boa qualidade e os resultados são integrados com outras investigações para formar um corpo coerente de conhecimentos.

O material de desvantagem não está completamente actualizado, pois pode demorar alguns anos entre a conclusão de uma obra e a sua publicação sob a forma de livro.

Pesquise livros na sua área de interesse, prepare uma lista final, localize estes livros nas bibliotecas ou peça emprestado a outras fontes. Examine o seu conteúdo, se o conteúdo não for considerado relevante para o seu tópico, apague-o da sua lista de leitura.

JOURNALS

As revistas fornecem a informação mais actualizada, embora haja um intervalo de dois a três anos entre a conclusão de um projecto de investigação e a publicação numa revista.

Tal como acontece com os livros, é necessário preparar uma lista de revistas para identificar a literatura relevante para o seu estudo. Isto pode ser feito da seguinte forma:

-localize as cópias impressas da revista que são apropriadas ao seu estudo;

-       utilizar a internet

-       olhar para o índice de resumos de investigação no campo relevante para identificar e ler os artigos.

Seja qual for o método escolhido, identifique primeiro as revistas que deseja consultar com mais detalhe para a sua revisão de literatura. Seleccione o último número, examine a sua página de conteúdo para ver se existe um artigo de relevância para o seu tópico de investigação. Se achar que um determinado artigo é de relevância para si, leia o seu resumo. Se achar que é provável que o utilize, fotocopie ou prepare um resumo e grave-o para referência para utilização posterior.

Rever a literatura seleccionada:

Depois de identificar livros e artigos como úteis, o passo seguinte é começar a lê-los criticamente para juntar temas e questões que estão associados.

Se não tiver um quadro teórico de temas em mente para começar, utilize folhas de papel separadas para cada artigo ou livro.

Uma vez desenvolvida uma estrutura aproximada, insira os resultados do material até agora revisto nessa estrutura, utilizando uma folha de papel separada para cada tema dessa estrutura.

À medida que for lendo mais adiante, continue a inserir a informação onde ela logicamente pertence sob o tema até agora desenvolvido. Poderá ter de acrescentar mais temas à medida que for avançando.

Ler criticamente, com particular referência aos seguintes aspectos:

•	Note se os conhecimentos relevantes para o seu quadro teórico são confirmados sem qualquer dúvida.

•	Note-se as teorias apresentadas, as críticas a estas e à sua base, as metodologias adoptadas e as críticas às mesmas.

•	Examinar até que ponto os resultados podem ser generalizados a outras situações. Determinar as áreas em que pouco ou nada é conhecido - as lacunas que existem no corpo do conhecimento.

Desenvolver um quadro teórico:

Como o seu tempo é limitado, é importante estabelecer parâmetros, revendo a literatura em relação a alguns temas principais pertinentes ao seu tema de investigação.

Ao começar a ler a literatura, aperceber-se-á de que esta trata de uma série de aspectos que têm uma relação directa `e indirecta com o seu tema de investigação. Utilize estes aspectos como base para desenvolver o seu quadro teórico.

Enquanto não se analisar a literatura, não se pode desenvolver uma estrutura teórica e enquanto não se tiver desenvolvido uma estrutura teórica, não se pode rever efectivamente a literatura.

A literatura pertinente ao seu estudo pode tratar de dois tipos de informação:

- universal;

- mais específico(i.e. tendências locais ou programa específico)

Ao escrever sobre tal informação deverá começar pela informação geral, reduzindo-se gradualmente à informação específica.

Escrever a literatura revista:

A fim de cumprir a primeira função da revisão de literatura

ou seja, para fornecer uma base teórica ao seu estudo:

-Lista os principais temas que surgiram durante a leitura da literatura.

-Convertê-los em subtítulos. Estes subtítulos devem ser precisos, descritivos do tema em questão, e seguir uma progressão lógica.

-Agora, em cada subtítulo, registar as principais conclusões em relação ao tema em questão, salientando as razões a favor e contra um argumento, se existirem, e identificar lacunas e questões.

A fim de cumprir a segunda função da revisão de literatura

ou seja, contextualizar os resultados do seu estudo - requer que compare muito sistematicamente os seus resultados com os de outros. Citação destes estudos para mostrar como os seus resultados contradizem, confirmam ou acrescentam aos mesmos. Coloca as suas conclusões no contexto do que outros descobriram. Esta função é desempenhada quando escreve sobre as suas conclusões, ou seja, após análise dos seus dados.

A BIBLIOGRAFIA

A bibliografia deve dar uma descrição clara e completa das fontes que foram utilizadas na preparação do relatório.

É uma lista alfabética de acordo com o apelido do autor.

1.   Para um livro

Apelido do autor, nome ou duas iniciais, Título retirado da página de título - sublinhado ou em itálico, Edição (se mais de uma), volume se mais de uma, local de publicação, editores, data na página de título ou data de direitos de autor.

e.g.   Kothari, C.R., Métodos-Métodos e Técnicas de Investigação,1989,Nova Deli

Wiley Eastern Limited,4835/24 Ansari Road, Daryaganj, Nova Deli 110 006.

Etapa 3 A formulação dos objectivos:

-Objectivos são os objectivos que estabeleceu para atingir no seu estudo.

-Informam ao leitor o que se pretende alcançar através do estudo.

-É extremamente importante redigi-los de forma clara e específica.

Os objectivos devem ser enumerados sob duas rubricas:

a)   objectivos principais (metas);

b)   sub-objectivos.

•   O principal objectivo é uma declaração geral do impulso do seu estudo.

Itisalsoastatement dehemainassociations and relationships that you seek to discover or establish.

•   Os sub-objectivos são os aspectos específicos do tópico que pretende investigar no âmbito principal do seu estudo.

-Devem ser enumeradas numericamente.

-As palavras devem ser clara ,   completa e especificamente Comunique aos seus leitores a sua intenção.

-Cada objectivo deve conter apenas um aspecto do Estudo.

-Utilizar actionorientedwordsorverbswhenwriting objectives.

Os objectivos devem começar com palavras tais como "determinar",

"descobrir", "verificar", "medir", "explorar", etc.

A formulação dos objectivos determina o tipo de investigação (descritiva, correlativa e experimental) e o tipo de concepção de investigação a adoptar para os alcançar. por exemplo

Estudos descritivos:

-Descrever os tipos de incentivos oferecidos pelo Hotel XYZ aos empregados em Mumbai.

-Descobrir a opinião dos empregados sobre as instalações médicas fornecidas pelos hotéis cinco estrelas em Mumbai.

Estudos correlatais:

-Averiguar o impacto da formação na retenção de empregados.

-Comparar a eficácia de diferentes programas de lealdade sobre a clientela repetida.

Hipótese - estudos de teste:

-Averiguar se um aumento do horário de trabalho aumentará a incidência de abuso de drogas/alcohol.

-Demonstrar que o fornecimento de alojamento da empresa aos empregados nos hotéis de Mumbai irá reduzir a rotação de pessoal.

CARACTERÍSTICAS DOS OBJECTIVOS

Limpar +Completo +Específico +Identificar o principal + Identificar o

variáveis para a direcção da relação a ser

correlacionada I Estudos DescritivosI

I...Estudos Correlacionais   (experimental e não experimental...
experimental)....I I Estudos de teste de ....hipotese

 Identificação de Variáveis:

Num estudo de investigação é importante que os conceitos utilizados sejam operacionalizados em termos mensuráveis para que a extensão das variações na compreensão dos inquiridos seja reduzida ou mesmo eliminada.

As técnicas sobre como operacionalizar conceitos, e o conhecimento sobre variáveis, desempenham um papel importante na redução desta variabilidade.

O seu conhecimento, portanto, é importante na 'afinação fina'.
o seu problema de investigação. Por exemplo:

-'Jet Airways' é um exemplo perfeito de cabina de qualidade
serviço.

- A comida neste restaurante é excelente.

- A classe média na Índia está a tornar-se mais próspera.

Quando as pessoas expressam estes sentimentos ou preferências, fazem-no com base em certos critérios nas suas mentes. O seu julgamento baseia-se em indicadores que as levam a concluir e a expressar essa opinião.

Estes são julgamentos que requerem uma base sólida sobre a qual proclamar. Isto justifica a utilização de um mecanismo de medição e é no processo de medição que o conhecimento sobre as variáveis desempenha um papel importante.

A definição de uma variável:

Uma imagem, percepção ou conceito que pode ser medido - portanto capaz de assumir valores diferentes - é chamada variável.

A diferença entre um conceito e uma variável:

Os conceitos são imagens ou percepções mentais e, portanto, o seu significado varia acentuadamente de indivíduo para indivíduo.

Um conceito não pode ser medido enquanto uma variável pode ser sujeita a medição por unidades de medida brutas/refinadas ou subjectivas/objectivas.

É por isso importante que o conceito seja convertido em variáveis .

ConceptVariable

-Impacto subjetivo - Mensurável através da

-Não há uniformidade quanto ao seu   grau de precisão varia Compreensão de escala para escala e Diferentes pessoasvariável para variável.

 -Como tal não pode ser medido.

por exemplo,   por exemplo

- Género de excelência (masculino/feminino)

- Idade elevada de sucesso (x anos e meses)

- Peso Rich- (--kg)

- Satisfação - altura (-- cms)

- Violência doméstica - religião (católica, hindu)

-Income (Rs -- por ano)

Conceitos, indicadores e variáveis:

Se   estás a usar aconceptina o seu estudo, você
      precisa de considerar
operacionalização - ou seja, como será medida.

Para tal, é necessário identificar indicadores - um
conjunto de critérios que reflictam o conceito - que
possam depois ser convertidos em variáveis.

A escolha de indicadores para um conceito pode variar
com os investigadores, mas os seleccionados devem ter
uma ligação lógica com o conceito.

Conceitos>Indicadores   >Variáveis

      ConceitosIndicadoresVariáveisDefinição de

trabalho Rich1   . Rendimento1   . Rendimento1

      .If>Rs100000

2.   Bens2   .Valor   total

      2.If>Rs250000 de casa,carro,investimentos.

Eficácia1   .N.º de convidadosdiff   .   antes e
      depois dos níveis de serviço aos convidados

Mês/ano

2.Mudanças 2.No. de excelente - fazer - em
   Classificações por 100 feedback

a) extensão de

b) padrão de

Tipos de escalas de medição: A

medição é central para qualquer

consulta.

Quanto maior for o refinamento na unidade de medida de uma variável, maior é a confiança, sendo as outras coisas iguais, que se pode colocar nos resultados.

S. S.Stevens classificou os diferentes tipos em quatro categorias:

- Escala nominal ou classificatória

- Escala ordinal ou ranking

- Escala de intervalo

- Escala de proporção

A escala nominal ou classificatória:

Uma escala nominal permite a classificação de indivíduos, objectos ou respostas em subgrupos, com base numa propriedade ou característica comum/partilhada.

Uma variável medida numa escala nominal pode ter uma, duas ou mais subcategorias, dependendo da extensão da variação.

Por exemplo, "água" ou "árvore" têm apenas um subgrupo, enquanto a variável "género" pode ser classificada em duas subcategorias: masculino e feminino. Os "hotéis" podem ser classificados em sub-categorias.

A sequência em que os subgrupos são listados não faz diferença, uma vez que não há relação entre os subgrupos.

A escala ordinal ou de classificação:

Além de categorizar indivíduos, objectos, respostas ou uma propriedade em subgrupos com base em características comuns, classifica os subgrupos numa determinada ordem.

Estão dispostos em ordem ascendente ou descendente de acordo com a medida em que uma subcategoria reflecte a magnitude da variação da variável.

Por exemplo, o "rendimento" pode ser medido quantitativamente (em rupias e paises) ou qualitativamente utilizando subcategorias "acima da média", "média" e "abaixo da média". A 'distância' entre estas subcategorias não é igual, uma vez que não existe uma unidade quantitativa de medida.

O 'estatuto socioeconómico' e a 'atitude' são outras variáveis
que pode ser medida à escala ordinal.

A escala de intervalo:

Uma escala de intervalo tem todas as características de uma escala ordinal. Além disso, utiliza uma unidade de medida com pontos de partida e de chegada arbitrários.

Por exemplo,

Escala Celsius: 0*C a 100*C escala Fahrenheit: 32*F a 212*F

Escalas de atitude: 10-20

21-30

31-40 etc.

A escala da relação:

Uma escala de rácio tem todas as propriedades das escalas nominal, ordinal e de intervalo mais a sua própria propriedade:o ponto zero de uma escala de rácio é fixo, o que significa que tem um ponto de partida fixo. Uma vez que a diferença entre intervalos é sempre medida a partir de um ponto zero, esta escala pode ser utilizada para operações matemáticas.

A medição de variáveis como rendimento, idade, altura e peso são exemplos desta escala. Uma pessoa com 40 anos de idade tem o dobro da idade de uma pessoa com 20 anos de idade.

Hipóteses construtoras:

Como investigador, não conhece um fenómeno, mas tem um palpite para formar a base de certas suposições ou suposições. Testa-os recolhendo informações que lhe permitirão concluir se o seu palpite estava certo.

O processo de verificação pode ter um dos três resultados. O seu palpite pode revelar-se: 1. correcto;

2.   parcialmente correcto; ou

3.   errado.

Sem este processo de verificação, não se pode concluir nada sobre a validade da sua suposição.

Assim, uma hipótese é um palpite, presunção, suspeita, afirmação ou uma ideia sobre um fenómeno, relação ou situação, cuja realidade ou verdade desconhece. Um investigador chama a estas hipóteses de suposições/concepções e elas tornam-se a base de um inquérito.

Na maioria dos estudos, as hipóteses serão baseadas no seu observação própria ou de outra pessoa.

Hipóteses trazem clareza, especificidade e foco a um problema de investigação, mas não são essenciais para um estudo.

Pode conduzir uma investigação válida sem construir hipóteses formais.

As funções das hipóteses:

• A formulação de hipóteses fornece um estudo com foco. Diz-lhe quais os aspectos específicos de um problema de investigação a investigar.

• Uma hipótese diz-lhe quais os dados a recolher e quais os que não devem ser recolhidos, fornecendo assim um foco para o estudo.

• Ao fornecer um foco, a construção de uma hipótese aumenta a objectividade de um estudo.

• Uma hipótese pode permitir-lhe acrescentar à formulação de uma teoria. Permite-lhe concluir especificamente o que é verdadeiro ou o que é falso.

Passo 4. PREPARAÇÃO DA CONCEPÇÃO DA INVESTIGAÇÃO

A concepção da investigação é a estrutura conceptual dentro da qual a investigação seria conduzida.

A função da concepção da investigação é providenciar a recolha de informação relevante com o mínimo de esforço, tempo e dinheiro.

A preparação da concepção da investigação, adequada a um problema específico de investigação, implica a consideração do seguinte :

1.   Objectivos do estudo de investigação.

2.   Método de recolha de dados a adoptar

3.   Fonte de informação - Desenho de amostras

4.   Ferramenta para recolha de dados

5.   Análise de dados - qualitativa e quantitativa

1.   Objectivos do Estudo de Investigação: Os objectivos identificados para responder às perguntas da investigação têm de ser enumerados, certificando-se de que o são:

a)   numeradas, e

b)   declaração começa com um verbo de acção.

2.   Métodos de recolha de dados: Existem dois tipos de dados Dados primários - recolhidos pela primeira vez

Dados secundários - aqueles que já foram recolhidos

e analisado por outra pessoa.

Métodos de recolha de dados primários
MÉTODO DE OBSERVAÇÃO:

Comummente utilizado em ciências comportamentais

É a recolha de dados primários pelo próprio investigador observação directa de relevantes

pessoas, acções e situações sem perguntar ao inquirido.
por exemplo

• Uma cadeia de hotéis envia observadores que se fazem passar por hóspedes para a sua cafetaria para verificar a limpeza e o serviço ao cliente.

• Um operador de serviços alimentares envia investigadores a restaurantes concorrentes para aprender os preços dos itens do menu, verificar o tamanho e consistência das porções e observar o merchandising no ponto de compra.

• Um restaurante avalia possíveis novos locais, verificando locais de restaurantes concorrentes, padrões de tráfego e condições de vizinhança.

A observação pode render informação que normalmente as pessoas não querem ou não podem fornecer.

Por exemplo, a observação de numerosos pratos contendo porções não comidas, os mesmos itens do menu indicam que os alimentos não são satisfatórios.

Tipos de Observação:

1. Estruturado - para investigação descritiva

2. Investigação exploratória não-estruturada

3. Observação dos Participantes

4. Observação não participante

5. Observações

disfarçadas Limitações:

- sentimentos, crenças e atitudes que motivam o comportamento de compra e comportamentos pouco frequentes não podem ser observados.

- método caro

Devido a estas limitações   ,   o investigador complementa   frequentemente a observação com a investigação dos inquéritos.

MÉTODO DE INQUÉRITO

Aproximação   suitedforgatheringdescriptive information.

Inquéritos Estruturados: utilizar listas formais de perguntas feitas a todos os inquiridos da mesma forma.

Inquéritos não estruturados: deixar o entrevistador sondar os inquiridos e orientar a entrevista de acordo com as suas respostas.

As pesquisas de inquérito podem ser directas ou indirectas.

Abordagem directa: O investigador faz perguntas directas sobre comportamentos e pensamentos.

por exemplo, porque não come no MacDonalds?

Abordagem Indirecta: O investigador pode perguntar: "O que
tipo de pessoas que comem no MacDonald's?".

A partir da resposta, o investigador poderá descobrir porque é que o consumidor evita o MacDonald's. Pode sugerir factores dos quais o consumidor não está conscientemente consciente.

VANTAGENS:

-pode ser utilizado para recolher muitos tipos diferentes de informação

-Rápido e de baixo custo em comparação com a observação e o método experimental.

LIMITAÇÕES:

-Resposta relutante em responder a perguntas feitas por entrevistadores desconhecidos sobre coisas que consideram privadas.

-As pessoas ocupadas podem não querer perder tempo

-pode tentar ajudar, dando respostas agradáveis

-não podem responder porque não se lembram ou nunca pensaram no que fazem e porquê

-pode responder de modo a parecer inteligente ou bem informado.

MÉTODOS DE CONTACTO:

Informação pode ser recolhida por Correio

Telefone Entrevista pessoal

Questionários de correio:

Vantagens:

- pode ser utilizado para recolher grandes quantidades de informação a um baixo custo por inquirido.

-Os correspondentes podem dar respostas mais honestas a perguntas pessoais num questionário de correio

-no entrevistador está envolvido no entrevistador   para o entrevistado respostas.

-conveniente para os inquiridos que podem responder quando

ter tempo

- boa maneira de chegar às pessoas que

viajam frequentemente Limitações:

-não flexível

- demorar mais tempo a completar do que uma entrevista telefónica ou pessoal

- a taxa de resposta é frequentemente muito baixa

-        O investigador não tem qualquer controlo

 sobre quem responde. Entrevista telefónica:

-        método rápido

-        mais flexível, uma vez que o entrevistador pode explicar perguntas não compreendidas pelo inquirido

-        dependendo da resposta do inquirido, podem saltar alguns Qs e sondar mais sobre outros

-        permite um maior controlo da amostra

-        a taxa de resposta tende a ser mais

elevada do que os Drawbacks de correio:

-Custo por inquirido mais elevado

-Algumas pessoas podem não querer discutir as perguntas pessoais com o entrevistador

-O modo de falar do entrevistador pode afectar as respostas do inquirido

-Entrevistadores diferentes podem interpretar e registar as respostas de várias maneiras

- sob pressão de tempo, os dados podem ser introduzidos sem que haja uma entrevista

Entrevista pessoal:

É muito flexível e pode ser utilizado para recolher grandes quantidades de informação. Os entrevistadores formados podem chamar a atenção do entrevistado e estão disponíveis para esclarecer questões difíceis.

Podem orientar entrevistas, explorar questões, e sondar conforme a situação o exigir.

A entrevista pessoal pode ser utilizada em qualquer tipo de questionário e pode ser realizada bastante rapidamente.

Os entrevistadores podem também mostrar produtos, anúncios, embalagens e observar e registar as suas reacções e comportamento.

Isto assume duas formas...

Entrevista Individual- Interceptar Grupo -Focus Entrevista de Grupo

Intercepção de entrevistas:

Amplamente utilizado na investigação turística.

- permite ao investigador chegar a pessoas conhecidas num curto espaço de tempo.

- único método para chegar a pessoas cujos nomes e endereços são desconhecidos

-volve-se a falar com pessoas em casa, escritórios, na rua, ou em centros comerciais.

 -entrevistador deve obter a cooperação do entrevistado

-O tempo envolvido pode variar de alguns minutos a várias horas (para inquéritos mais longos pode ser oferecida uma compensação)

--involve a utilização de amostras de julgamento, ou seja, o entrevistador tem directrizes sobre quem "interceptar", tais como 25% com menos de 20 anos e 75% com mais de 60 anos de idade

Desvantagens:

-Sala de erro e parcialidade por parte do entrevistador que pode não ser capaz de julgar correctamente a idade, raça, etc.

-O entrevistador pode sentir-se desconfortável ao falar com certos grupos étnicos ou etários.

Entrevista de grupo de foco:

Está a tornar-se rapidamente um dos principais instrumentos de investigação para
compreender os pensamentos e sentimentos das pessoas.

A reunião é geralmente conduzida convidando seis a dez pessoas para se reunirem durante algumas horas com um moderador treinado para falar sobre um produto, serviço ou organização. O moderador precisa de objectividade, conhecimento do assunto e da indústria, e alguma compreensão do comportamento do grupo e do consumidor.

O moderador começa com uma ampla questão antes de passar a questões mais específicas, encorajando uma discussão aberta e fácil para trazer à tona verdadeiros sentimentos e pensamentos.

Ao mesmo tempo, o entrevistador foca a discussão, daí o nome grupo de foco da entrevista.

-frequentemente realizada para ajudar a determinar as áreas temáticas sobre as quais as perguntas devem ser feitas numa entrevista posterior, em grande escala e estruturalmente directa

Os comentários são gravados através da tomada de notas ou gravados em vídeo e estudados mais tarde para compreender o processo de compra do consumidor.

Este método é especialmente adequado para gestores de hotéis e restaurantes, que têm fácil acesso aos seus clientes.

Por exemplo, alguns gestores de hotéis convidam frequentemente um grupo de hóspedes de um determinado segmento de mercado a tomar um pequeno-almoço gratuito com eles. Os gestores têm a oportunidade de conhecer os hóspedes e discutir o que gostam no hotel e o que o hotel poderia fazer para tornar a sua estadia mais agradável e confortável.

Os convidados apreciam este reconhecimento e o gestor recebe informações valiosas. Os gestores de restaurantes utilizam a mesma abordagem, realizando reuniões de discussão durante o almoço ou jantar.

Desvantagens:

-Custo: pode custar mais do que um inquérito telefónico

-Amostragem: os estudos de entrevista em grupo mantêm amostras pequenas para manter o tempo e o custo baixos, por isso pode ser difícil de generalizar a partir dos resultados.

-Percussões de entrevistador.

MÉTODO EXPERIMENTAL

Também chamada Pesquisa Empírica ou Método de Causa e Efeito, é uma pesquisa baseada em dados, chegando a conclusões que podem ser verificadas com observação ou experiência.

A investigação experimental é apropriada quando se procura provar que certas variáveis afectam outras variáveis de alguma forma.

por exemplo

-Os proponentes (variável independente) afectam o tempo de cozedura e a textura da carne (variável dependente) .

- O efeito da substituição de um ingrediente no todo ou em parte por outro, como a farinha de soja, por farinha para fazer pão de alta proteína.

-Desenvolver receitas para a utilização de produtos.

Esta investigação caracteriza-se pelo controlo do experimentador sobre as variáveis em estudo e a manipulação deliberada de uma delas para estudar os seus efeitos.

Numa tal investigação, é necessário apurar os factos em primeira mão, na sua fonte, e fazer activamente certas coisas para estimular a produção da informação desejada.

-Pesquisador deve fornecer a si próprio uma hipótese de

trabalho ou adivinhar quanto aos resultados prováveis.

-	Depois trabalhar para obter factos (dados) suficientes para provar ou refutar a hipótese.

-Ela então cria desenhos experimentais que pensa que irão manipular as pessoas ou os materiais em questão de modo a trazer a informação desejada.

As provas recolhidas através de estudos experimentais ou empíricos são hoje consideradas como sendo o mais poderoso apoio possível para uma dada hipótese.

Lowe,Belle;1958,Cozinha Experimental, John Willey & Sons, Nova Iorque, pp 34-46

DETERMINAÇÃO DA CONCEPÇÃO DA AMOSTRA

Os investigadores tiram geralmente conclusões sobre grandes grupos, recolhendo uma amostra

Uma amostra é um segmento da população seleccionada para representar a população como um todo.

Idealmente, a amostra deve ser representativa e permitir ao investigador fazer estimativas precisas dos pensamentos e comportamentos da população maior.

A concepção da amostra requer três decisões:

Quem será inquirido? (A amostra)

•	A investigação deve determinar que tipo de informação é necessária e quem é mais provável que a tenha.

Quantas pessoas serão inquiridas? (Tamanho da amostra)

•	As amostras grandes dão resultados mais fiáveis do que as amostras pequenas. No entanto, não é necessário amostrar toda a população alvo.

Como deve ser escolhida a amostra? (Amostragem)

•	Os membros da amostra podem ser escolhidos ao acaso de toda a população (amostra probabilística)

•	O investigador pode seleccionar pessoas que sejam mais fáceis de obter informações (amostra de não-probabilidade)

As necessidades do projecto de investigação determinarão qual é o método mais eficaz

Tipos de amostras

Amostras Amostras

de Probabilidade

Amostra aleatória simples: Cada membro da população tem uma probabilidade conhecida e igual de ser seleccionado.

Amostra aleatória estratificada: A população é dividida em grupos mutuamente exclusivos, tais como grupos etários e as amostras de randoms são retiradas de cada grupo.

Amostra de cluster(área): A população é dividida em grupos mutuamente exclusivos, tais como blocos, e o investigador retira uma amostra do grupo para a entrevista.

Amostras de nãoprobabilidade

Amostra de conveniência: O investigador selecciona os membros da população mais fáceis de obter informações.

Amostra de julgamento: O investigador utiliza o seu julgamento para seleccionar os membros da população que têm boas perspectivas de obter informações precisas.

Amostra de cotas: O investigador encontra e entrevista um número prescrito de pessoas em cada uma das várias categorias.

FERRAMENTA PARA RECOLHA DE DADOS (INSTRUMENTOS DE INVESTIGAÇÃO)

A construção de um instrumento de investigação ou ferramenta de recolha de dados é a aspiração mais importante de um projecto de investigação porque tudo o que disser através de resultados ou conclusões é baseado no tipo de informação que recolher, e os dados que recolher depende inteiramente das perguntas que fizer aos seus inquiridos. O famoso ditado sobre computadores - "lixo no lixo para fora" - é também aplicável à recolha de dados. A ferramenta de pesquisa fornece o input para o estudo e, portanto, o qualidade e validade da produção (os resultados), dependem exclusivamente dela.

Directrizes para a Construção de uma Ferramenta de Investigação:

O princípio subjacente às directrizes sugeridas abaixo é assegurar a validade do seu instrumento, certificando-se de que as suas perguntas se relacionam com os objectivos do seu estudo.

Passo I: Definir claramente e listar individualmente todos os objectivos específicos ou questões de investigação para o seu estudo.

Passo II: Para cada pergunta objectiva ou de investigação, enumere todas as perguntas associadas que pretende responder através do seu estudo.

Passo III: Pegar em cada pergunta de investigação listada no passo II e listar a informação Necessária para a responder.

Passo IV: Formular pergunta(s) para obter esta informação.

O Questionário:

Estruturadsurveys/entrevistas empregam o uso de um questionário.

Um questionário consiste num conjunto de perguntas apresentadas a um respondente para obter respostas. Os respondentes lêem as perguntas, interpretam o que é esperado e depois escrevem eles próprios as respostas.

Chama-se um horário de entrevista quando o investigador faz as perguntas (e se necessário, explicá-las) e regista a resposta do inquirido no horário da entrevista.

Porque há muitas maneiras de fazer perguntas, o questionário é muito flexível. O questionário deve ser desenvolvido e testado cuidadosamente antes de ser utilizado em grande escala.

Existem três tipos básicos de questionário:

* Fechado -fechado

* Aberto

* Combinação de ambos

1. Questionário fechado - final:

As perguntas finais encerradas incluem todas as categorias de respostas possíveis/respostas escritas, e pede-se aos inquiridos que escolham entre elas.

-e.g. perguntas de escolha múltipla, perguntas de escala

- Tipo de questões utilizadas para gerar estatísticas na investigação quantitativa.

- Como estes seguem um formato definido, e a maioria das respostas pode ser introduzida facilmente num computador para facilitar a análise, podem ser distribuídos maiores números.

2.   Questionário aberto:

-Perguntas abertas permitem aos inquiridos responder com as suas próprias palavras.

-Questionário não contém caixas para assinalar, mas deixa uma secção em branco para a respo a escrever numa resposta.

-Onde os questionários fechados podem ser usados para descobrir quantas pessoas usam um ser questionário aberto podem ser usados para descobrir o que as pessoas pensam sobre um serviço.

-Como não há respostas padrão a estas questões, a análise de dados é mais complexa.

-    Uma vez que são as opiniões que são procuradas e não os números, menos questionários precisam de ser distribuídos.

3.   Combinação de ambos:

-Esta forma é possível descobrir quantas pessoas utilizam um serviço e o que pensam do serviço na mesma forma.

-Begins com uma série de perguntas fechadas, com caixas para assinalar ou escalas para classificar, e o final com uma secção de perguntas abertas ou resposta mais detalhada.

Como construir questionários:

- •	Decidir qual o questionário a utilizar - -closedor aberto terminou,

- auto ou entrevistador administrado

- •	Estrutura e redacção das perguntas

- -	As perguntas devem ser mantidas curtas e simples - evitar dupla barreira, ou seja, duas perguntas em uma - procurar duas Qs em vez de uma.

- -	Evitar questões negativas...

que não têm neles, pois é confuso para o inquirido concordar ou discordar.

- -	A pergunta não deve conter o preconceito do Prestige - causando embaraço ou forçando o respondente a dar uma resposta falsa para parecer bem. Perguntas sobre qualificação educacional ou rendimento podem suscitar este tipo de resposta

- -	Utilizar perguntas indirectas para questões sensíveis - nas perguntas indirectas os inquiridos podem relacionar a sua resposta com outras pessoas .

-       Usando perguntas fechadas - tente certificar-se de que todas as respostas possíveis são cobertas para que os inquiridos não sejam constrangidos na sua resposta. A categoria "Não Saber" também precisa de ser acrescentada.

-Anular a questão principal: Não liderar o inquirido para responder de uma certa forma.

por exemplo, "Com que frequência se lava o carro?" assume que o inquirido tem um carro e lava o seu carro. Em vez disso, faça uma pergunta de filtro para descobrir se ele tem um carro, e depois, "Se lavar o seu carro, quantas vezes por ano?

•   Comprimento e ordenação das perguntas:

-       Manter o questionário tão curto quanto possível

-Ask easy Qs. Quais os inquiridos que gostarão de responder

-       Se o questionário combinado, manter em aberto os Qs para o final.

-Tornar os Qs tão interessantes quanto possível e fáceis de seguir, variando o tipo e a duração da pergunta

-       Agrupar as qs. Em relação a um tema específico como este, facilita a sua compreensão e acompanhamento.

- A disposição e o espaçamento são importantes, uma vez que é menos provável que o Questionário desordenado tenha resposta.

Pilotagem do Questionário

Depois de ter construído o seu questionário, deve pilotá-lo.

Isto significa que deve testá-lo para ver se está a obter o resultado desejado. Isto é feito pedindo às pessoas que o leiam e vejam se existem quaisquer ambiguidades que não tenham sido notadas.

Também lhes deve ser pedido que comentem sobre a extensão, estrutura e redacção do questionário

Alterar as perguntas em

conformidade Passo 5:

COBRANÇA DE DADOS :

Tendo formulado o problema de investigação, desenvolvido um projecto de estudo, construído um instrumento de investigação e seleccionado uma amostra, recolhe então os dados a partir dos quais tirará inferências e conclusões para o seu estudo. Dependendo dos seus planos, poderá dar início a entrevistas, enviar um questionário, realizar experiências e/ou fazer observações.

A recolha de dados através de qualquer um dos métodos

pode envolver algumas questões éticas em relação aos participantes e ao investigador :

-       Aqueles de quem a informação é recolhida ou aqueles que são estudados por um investigador tornam-se participantes do estudo.

-       Qualquer pessoa que recolha informações para um fim específico, aderindo ao código de conduta aceite, é um investigador.

a)   Questões éticas relativas aos participantes na investigação: Existem muitas questões éticas em relação aos participantes de uma actividade de investigação.

i)   Recolha de informação:

O seu pedido de informação pode exercer pressão ou criar ansiedade sobre um respondente. É ético?

A investigação é necessária para melhorar as condições. Desde que qualquer pesquisa seja susceptível de ajudar directa ou indirectamente a sociedade, é aceitável fazer perguntas, se primeiro obtiver o consentimento informado dos inquiridos.

Se não conseguir justificar a relevância da investigação que está a realizar, está a desperdiçar o tempo dos seus inquiridos, o que é pouco ético.

ii)   Procura do consentimento:

Em cada disciplina é considerado antiético recolher

informação sem o conhecimento do participante, e a sua vontade expressa e consentimento informado.

O consentimento informado implica que os sujeitos sejam devidamente informados sobre o tipo de informação que se pretende deles, a razão pela qual a informação está a ser procurada, qual o objectivo a que se destina, como se espera que participem no estudo, e como os afectará directa ou indirectamente. É importante que o consentimento seja voluntário e sem qualquer tipo de pressão.

iii)   Fornecendo incentivos:

A maioria das pessoas não participa num estudo por causa de incentivos, mas porque se apercebem da importância do estudo.

É ético dar incentivos aos inquiridos para partilharem informação consigo, porque estão a dar o seu tempo?

Dar um presente antes da recolha de dados não é ético.

iv)   Em busca de informação sensível:

Certos tipos de informação podem ser considerados sensíveis ou confidenciais por algumas pessoas e, portanto, uma invasão da sua privacidade, pedindo tais informações pode perturbar ou embaraçar um inquirido.

Para a maioria das pessoas, as perguntas sobre o uso de drogas, roubo, rendimento, idade, estado civil, etc. são intrusivas. Ao recolher dados, é necessário ter cuidado com as sensibilidades dos seus inquiridos.

Não é antiético fazer tais perguntas desde que informe os seus inquiridos do tipo de informação que vai pedir de forma clara e franca, e lhes dê tempo suficiente para decidirem se querem participar, sem qualquer indução importante.

v)   A possibilidade de causar danos aos participantes:

Quando se recolhem dados dos inquiridos ou se envolvem sujeitos numa experiência, é necessário examinar cuidadosamente se o seu envolvimento é susceptível de os prejudicar de alguma forma. Os danos incluem l investigação que pode incluir experiências perigosas, desconforto, ansiedade, assédio, invasão de privacidade, ou procedimentos humilhantes ou desumanizadores. Se for provável, deve certificar-se de que o risco é mínimo, ou seja, a extensão do dano ou desconforto não é maior do que o normal na vida quotidiana. Se a forma como a informação é procurada criar ansiedade ou assédio, é necessário tomar medidas para o evitar.

vi)   Manutenção da confidencialidade:

Partilhar informação sobre um respondente com outros para outros fins que não a investigação não é ético. Por vezes é necessário identificar a população estudada para contextualizar as suas conclusões. Em tal situação, é necessário certificar-se de que pelo menos a informação fornecida pelos inquiridos é mantida anónima.

É antiético identificar as respostas de um indivíduo. Por conseguinte, é necessário assegurar que, após a recolha da informação, a fonte não possa ser conhecida.

b)   Questões éticas relacionadas com o investigador:

i)   Evitando o preconceito:

O preconceito por parte do investigador é antiético. O preconceito é uma tentativa deliberada de esconder o que se encontrou no seu estudo, ou destacar algo desproporcionadamente à sua verdadeira existência.

ii)   Provisão ou privação de um tratamento:

Tanto a prestação como a privação de um tratamento/intervenção podem constituir um dilema ético para si como investigador. É ético fornecer a uma população estudada uma intervenção/tratamento que ainda não tenha sido conclusivamente provado como eficaz ou benéfico? Mas se não testar, como pode provar ou refutar a sua eficácia ou benefícios?

Não há respostas simples para estes dilemas. A garantia de consentimento informado, 'risco mínimo' e discussão franca sobre as implicações da participação no estudo, ajudará a resolver questões éticas.

iii)   Utilizando uma metodologia de investigação
         inadequada:

Não é ético utilizar um método ou procedimento que se sabe ser inadequado, por exemplo, seleccionar uma amostra altamente enviesada, utilizar um instrumento inválido ou tirar conclusões erradas.

iv)   Comunicação incorrecta:

Comunicar os resultados de uma forma que os altera ou os inclina para servir o seu próprio interesse ou o de outra pessoa, não é ético.

v)   Utilização inapropriada da informação:

A utilização da informação de uma forma que afecta directa ou indirectamente negativamente os inquiridos é antiética. Se assim for, a população do estudo precisa de ser protegida.

Por vezes é possível prejudicar indivíduos no processo de obtenção de benefícios para as organizações. Um exemplo seria um estudo para examinar a viabilidade da reestruturação de uma organização. A reestruturação pode ser benéfica para a organização como um todo e pode ser prejudicial para alguns indivíduos.

Deve pedir aos inquiridos informações que sejam susceptíveis de ser utilizadas contra eles?

É ético fazer perguntas desde que se informe os inquiridos sobre a utilização potencial da informação, incluindo a possibilidade de esta ser utilizada contra alguns deles, e deixa-os decidir se querem participar.

Passo 6: DADOS DE PROCESSAMENTO E ANÁLISE

O tratamento e análise de dados envolve uma série de operações estreitamente relacionadas que são realizadas com o objectivo de resumir os dados recolhidos e organizá-los de modo a responderem às questões de investigação (objectivos).

As operações de Processamento de Dados são:

1.   Edição - um processo de exame dos dados brutos recolhidos para detectar erros e omissões e para os corrigir sempre que possível.

 2.   Classificação - um processo de organização de dados em grupos ou classes com base em características comuns.
Consoante a natureza do fenómeno envolvido

a)   Classificação segundo os atributos: aqui os dados são analisados com base em características comuns que podem ser

: descritivo tal como alfabetização, sexo, religião, etc. ou

: numérico tal como peso, altura, rendimento, etc.

Tal classificação pode ser qualquer uma das duas:

Classificação simples: onde consideramos apenas um atributo, e dividimos o universo em duas classes - uma classe composta por itens que possuem o atributo dado e a outra classe composta por itens que não possuem o atributo dado.

Quadro 1. Empregados de hotel com MBA			
	Sim	Não	Total
MBA Grau	21	9	30

Manifoldclassification : Hereweconsider twoormore attributessimultaneamente , e dividir os dados em várias classes.

Quadro 2. Qualificação educacional dos empregados do hotel						
	Sim		Não		Total	
	M	F	M	F	M	F
Licenciatura MBA	12	9	3	6	15	15
B.Sc. H&HA	15	15	0	0	15	15

b) Classificação por classe -intervalos: é feita com dados relativos ao rendimento, idade, peso, tarifa, produção, ocupação, etc. Tais dados quantitativos são conhecidos como estatísticas de variáveis e são classificados com base em intervalos de classe.

Por exemplo, pessoas cujos rendimentos se situam entre Rs 2001 a Rs 4000 podem formar um grupo ou classe, aqueles com rendimentos dentro de Rs 4001 t0 Rs 6000 podem formar outro grupo ou classe e assim por diante.

O número de artigos que se enquadram numa determinada classe é conhecido como a frequência da classe em questão.

Quadro 3. Dinheiro de bolso recebido por estudantes da IHM		
Gama de rendimentos	Frequência	%
Rs.1001-2000	10	50
Rs.2001-3000	8	40
Rs.3001-4000	2	10
Total	20	100

3.   Tabulação-Tabulação é o processo de resumir os dados em bruto e exibir os mesmos de forma compacta para análise posterior. É uma disposição ordenada dos dados em colunas e filas. A tabulação é essencial porque:

a)   Conserva espaço e reduz ao mínimo a declaração explicativa e descritiva.

b)   Facilita o processo de comparação.

c)   Facilita a soma de itens e a detecção de erros e omissões.

d)   Fornece a base para os cálculos estatísticos.

O apuramento também pode ser classificado como simples e complexo. O apuramento simples resulta geralmente em tabelas unidireccionais que fornecem respostas a perguntas sobre apenas uma característica dos dados. O apuramento complexo resulta geralmente em tabelas de duas vias (que dão informações sobre duas características de dados inter-relacionadas), tabelas de três vias ou ainda tabelas de ordem superior, também conhecidas como tabelas de múltiplas vias.

Métodos de análise de dados

Análise Qualitativa de Dados:

 A análise qualitativa de dados é um processo muito pessoal com poucas regras e procedimentos rígidos. Para este fim, o investigador precisa de passar por um processo chamado Análise de Conteúdo.

Análise de conteúdo significa a análise do conteúdo de uma entrevista a fim de identificar os principais temas que emergem das respostas dadas pelos inquiridos
Este processo envolve uma série de etapas:

Passo 1. Identificar os temas principais. O investigador precisa de analisar cuidadosamente as respostas descritivas dadas pelos inquiridos a cada pergunta, a fim de compreender o significado que elas comunicam. A partir destas respostas, o investigadores desenvolvem temas amplos que reflectem estes significados As pessoas usam palavras e linguagem diferentes para se expressarem. É importante que o investigador seleccione a redacção do tema de uma forma que represente com precisão o significado das respostas categorizadas sob um tema. Estes temas tornam-se a base para a análise do texto das entrevistas não estruturadas.

Passo 2. Atribuir códigos aos temas principais: Se o investigador quiser contar o número de vezes que um tema ocorreu numa entrevista, precisa de seleccionar algumas respostas a uma pergunta em aberto e identificar os temas principais. O investigador continua a identificar estes temas a partir da mesma pergunta até se atingir um ponto de saturação. Escreva estes temas e atribua um código a cada um deles, utilizando números ou palavras-chave.

Passo 3. Classificar as respostas sob os temas principais: Depois de identificados os temas O passo seguinte consiste em percorrer as transcrições de todas as entrevistas e classificar as respostas sob os diferentes temas.

Passo 4. Integrar temas e respostas no texto do seu relatório: Tendo identificado respostas que se enquadram em diferentes temas, o passo seguinte é integrar no texto do seu relatório. Enquanto discutem os temas principais que emergiram do seu estudo, alguns investigadores utilizam respostas verbais para manter a sensação da resposta. Existem

outros que contam a frequência com que um tema ocorreu, e depois fornecem uma amostra das respostas. Depende inteiramente da forma como o investigador quer comunicar os resultados aos leitores.

Análise de Dados Quantitativos:

Este método é mais adequado para grandes inquéritos bem concebidos e bem administrados, utilizando um questionário devidamente construído e redigido.

Os dados podem ser analisados manualmente ou com a ajuda de um computador .

Análise Manual de Dados: Isto pode ser feito se o número de inquiridos for razoavelmente pequeno, e não há muitas variáveis a analisar.

No entanto, isto é útil apenas para o cálculo de frequências e para simples tabulações cruzadas.

A análise manual de dados é extremamente demorada. A forma mais fácil de o fazer é codificá-lo directamente em papel gráfico de grandes dimensões em colunas. Podem ser utilizados cabeçalhos detalhados ou podem ser escritos números de perguntas em cada coluna para codificar a informação sobre a pergunta.

Para analisar manualmente dados (distribuição de

frequência), contar vários códigos numa coluna e depois descodificá-los.

Além disso, se quiser realizar testes estatísticos, estes têm de ser calculados manualmente. Contudo, a utilização de estatísticas depende da sua perícia e do desejo/necessidade de comunicar os resultados de uma determinada forma.

Análise de dados utilizando um computador:

Se quiser analisar dados utilizando o computador, deve estar familiarizado com o programa apropriado. Nesta área, o conhecimento do computador e das estatísticas desempenha um papel importante.

O software mais comum é o SPSS para Windows. Contudo, a introdução de dados pode ser um processo longo e laborioso, e se os dados forem introduzidos incorrectamente, isso influenciará os resultados finais.

Passo8: RELATÓRIO DAS CONCLUSÕES:

Escrever o relatório é o último, e para muitos, o passo mais difícil do processo de investigação. O relatório informa o mundo sobre o que fez, o que descobriu e que conclusões retirou das suas descobertas. O relatório deve ser escrito num estilo académico. A linguagem deve ser formal e não jornalística.

Sugestões para Investigação Adicional

É útil tanto em relatórios académicos como em relatórios relacionados com o trabalho, incluir uma secção que mostre como a investigação pode ser continuada. Talvez alguns resultados sejam inconclusivos, ou talvez a investigação tenha levantado muitas mais questões de investigação que precisam de ser abordadas. É útil incluir esta secção porque mostra que está ciente do quadro mais amplo e que não está a tentar encobrir algo que lhe pode estar a faltar no seu próprio trabalho.

Lista de Referências /Bibliografia

 - A lista de referências contém apenas os detalhes das obras citadas no texto.

-	Uma bibliografia inclui fontes não citadas no texto, mas que são relevantes para o assunto (dissertações ou teses maiores)

-	Os pequenos projectos de investigação necessitarão apenas de uma secção de referência. Isto inclui toda a literatura a que se referiu no seu relatório. O popular sistema de referência Harvard System lista livros e periódicos da seguinte forma:

Para Livros

1.Apelido dos autores (por ordem alfabética), seguido das suas iniciais, 2.Data de publicação

3.   Título do livro em itálico

4.   Local de publicação, Editora. e.g.

Philip, T.E.; 1986, Modern Cookery for Teaching and Trade, Mumbai, Orient Longman. Para Artigo de Revista:

O título do artigo aparece entre aspas e o nome da revista vem em itálico, seguido pelo número do volume e páginas do artigo. por exemplo

Philip, T.E.; "Influence of British Raj on Indian Cuisine"; Journal of Hospitality Education; 5:5-11

Apêndices:

Se construiu um questionário ou calendário de entrevistas para a sua investigação, poderá ser útil incluí-los no seu relatório como anexo.

Os apêndices não contam para o seu número total de páginas/palavras. É uma forma útil de incluir material relevante para que o examinador possa obter uma compreensão mais profunda do seu trabalho através da sua leitura.

Referência

Dawson, Catherine, 2002, Practical Research Methods, Nova Deli, Distribuidores da UBS Publishers' Distributors,

Kothari, C.R.,1985, Research Methodology-Methods and Techniques, Nova Deli, Wiley Eastern Limited.

Kumar, Ranjit, 2005, Research Methodology-A Step-by-Step-by- Step Guide for Beginners, (2nd.ed), Singapura, Pearson Education.

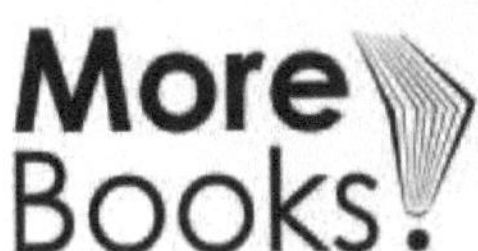

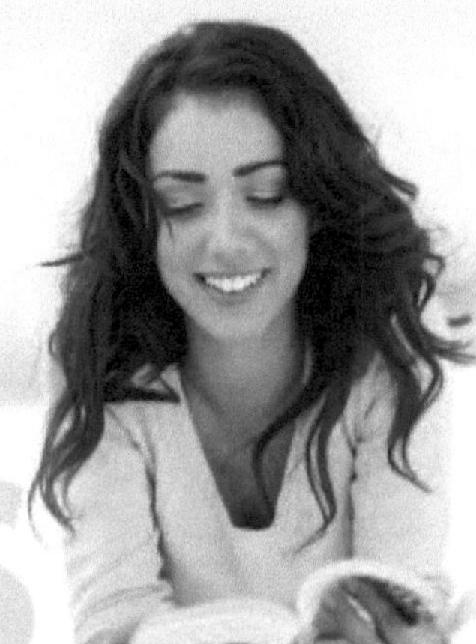

Buy your books fast and straightforward online - at one of world's fastest growing online book stores! Environmentally sound due to Print-on-Demand technologies.

Buy your books online at
www.morebooks.shop

Compre os seus livros mais rápido e diretamente na internet, em uma das livrarias on-line com o maior crescimento no mundo! Produção que protege o meio ambiente através das tecnologias de impressão sob demanda.

Compre os seus livros on-line em
www.morebooks.shop

KS OmniScriptum Publishing
Brivibas gatve 197
LV-1039 Riga, Latvia
Telefax +371 686 204 55

info@omniscriptum.com
www.omniscriptum.com

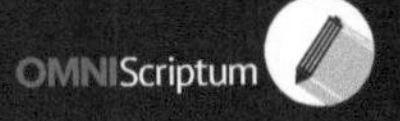

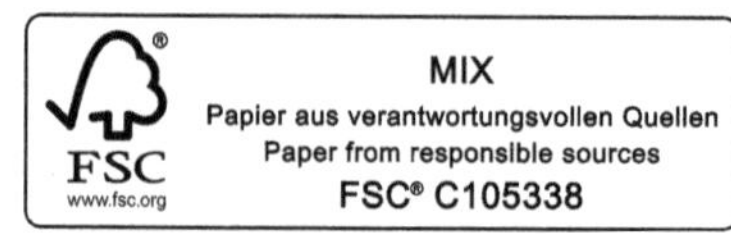

Printed by Books on Demand GmbH, Norderstedt / Germany